Aus der Königlichen Universitätsfrauenklinik Bonn
(Direktor: Professor Dr. v. Franqué.)

Die Koagulation des Blutes und ihre Verwertung in Geburtshilfe und Gynäkologie

Inaugural-Dissertation
zur Erlangung der Doktorwürde
in der
Medizin, Chirurgie und Geburtshilfe
der hohen medizinischen Fakultät
der Rhein. Friedrich-Wilhelms-Universität zu Bonn

vorgelegt von

Walther Drügg
aus Köln

BONN 1913
A. Marcus & E. Webers Verlag
(Dr. jur. Albert Ahn)

Referent: Professor Dr. **Reifferscheid**

Sonderabdruck aus „Schmidts Jahrbücher der gesamten Medizin"
März 1913.

Meinen lieben Eltern!

Literaturverzeichnis.

1. A d d i s , Unwirksamkeit von Kalziumsalzen und Zitronensäure zur Modifizierung der Blutkoagulationszeiten. Ref. Deutsche med. Woch. 1909. S. 851.

2, A d d i s , Gerinnungszeit des Blutes. Ref. Deutsche med. Woch. 1909. Nr. 21.

3. B a c h r a c h u. T i t t i n g e r , Blutgerinnungszeit und Nierenfunktion. Wien. klin. Woch. 1910. S. 394.

4. B e n t h i n , Blutzuckergehalt in der Schwangerschaft, Geburt, Wochenbett und bei Eklampsie. Zeitschr. f. Geb. u. Gyn. Bd. 69. H. 1.

5. B i r n b a u m u. O s t e n , Blutgerinnung während der Menstruation. Arch. f. Gyn. Bd. 80. S. 373.

6. B o d e , Die Gerinnungszeit des Blutes beim Menschen. Inaug.-Diss. Göttingen 1905.

7. B o g g s , Über Beeinflussung der Gerinnungszeit des Blutes beim lebenden Organismus. Arch. f. klin. Med. Bd. 79. S. 539.

8. B r a t , Über die Einwirkung von Eiweißkörpern auf die Blutgerinnung. Berl. klin. Woch. 1902. S. 1146.

9. B ü r k e r , Blutblättchen und Blutgerinnung. Pflügers Arch. Bd. 102. S. 36.

10. C i u f f i n i , Hämostatika und Blutgerinnung. Ref. Deutsche med. Woch. 1910. S. 1459.

11. C r i s t e a u. B i e n e n f e l d , Gerinnung und gerinnungserregende Substanzen bei der Eklampsie. Wien. klin. Woch. 1910. Nr. 38.

12. C r i s t e a u. D e n k , Über Blutgerinnung während der Menstruation. Wien. klin. Woch. 1910. Nr. 7.

13. D a s t r e et F l o r e s c o , Action coagulante des injections de gelatine sur le sang. Zit. nach *Grau* (23).

14. D e e t z e n , Blutplättchen und Blutgerinnung. Ref. Deutsche med. Woch. 1909. Nr. 47.

15. Denk u. Hellmann, Die Verwertung der Koagulationsbestimmung des Blutes in der Chirurgie. Mitteil. a. d. Grenzgeb. d. Med. u. Chir. Bd. 20. H. 2.

16. Dienst, Zur Ätiologie der Eklampsie. Zentralbl. f. Gyn. 1911. Nr. 11.

17. Dietrich, Studien über Blutveränderungen bei Schwangeren, Gebärenden und Wöchnerinnen Arch. f. Gyn. Bd. 94. S. 383.

18. Engelmann u. Stade, Bedeutung des Blutegelextraktes für die Therapie der Eklampsie. Münchn. med. Woch. 1909. Nr. 43.

19. Fano, Das Verhalten des Peptons gegen Blut und Lymphe. Arch. f. exper. Path. u. Pharm. 1881. S. 277.

20. Freund, Zur plazentaren Eklampsie-Ätiologie. Berl. klin. Woch. 1909. S. 682.

21. Gebele, Gelatine als Hämostyptikum. Münchn. med. Woch. 1901. S. 958.

22. Giertsen, Hämophilie, behandelt mit Diphtherieserum. Ref. Deutsche med. Woch. 1911. S. 179.

23. Grau, Gelatine und Blutgerinnung. Deutsche med. Woch. 1910. S. 1270.

24. Grau, Eiweißkörper und Blutgerinnbarkeit. Arch. f. klin. Med. Bd. 101. H. 1 u. 2.

25. Hartmann, Zur Frage der Blutgerinnungszeit. Münchn. med. Woch. 1909. S. 796.

26. Hofbauer, Schwangerschaftstoxämie. Deutsche med. Woch. 1910. S. 1642.

27. Klein, Puerperale und postoperative Thrombose und Embolie. Arch. f. Gyn. Bd. 94. H. 1.

28. Kossel, Neuere Untersuchungen über die Blutgerinnung. Berl. klin. Woch. 1893. S. 498.

29. Kottmann, a) Schilddrüse und Autolyse. b) Zur Physiologie und Pathologie der Schilddrüse. Zeitschr. f. klin. Med. Bd. 71. H. 3—6.

30. Krösing, Das Fibrinogen im Blute von normalen Graviden, Wöchnerinnen und Eklamptischen. Arch. f. Gyn. Bd. 94. H. 2.

31. Küster, Die Bedeutung der Blutgerinnung für die Entstehung der Thrombose. Münchn. med. Woch. 1911. S. 2442.

32. Landsberg, Gehalt des Blutplasmas an Gesamteiweiß, Fibrinogen und Reststickstoff bei Schwangeren. Arch. f. Gyn. Bd. 92. H. 3.

33. Lewinsky, Beobachtungen über den Gehalt des Blutplasma an Serumalbumin, -globulin und Fibrinogen. Zit. nach *Krösing* (30).

34. Lidsky, Beeinflussung der Blutgerinnung durch die Schilddrüse. Zeitschr. f. klin. Med. Bd. 71. H. 3—6.

35. Lilienfeld, Über Leukozyten und Blutgerinnung. Zit. nach *Kossel* (28).

36. Lutter, Beitrag zur Frage der Blutgerinnung. Inaug.-Diss. Göttingen 1905.

37. Mantelli, Blutgerinnung. Ref. Deutsche med. Woch. 1911. S. 370.

38. Mathes, Beobachtungen an mit Plazentasaft durchströmten Hundenieren. Zeitschr. f. Geb. u. Gyn. Bd. 62. S. 108.

39. Mathes, Blutgerinnungszeit in der Schwangerschaft. Münchn. med. Woch. 1910. Nr. 36.

40. Mathes, Über den Einfluß von Schilddrüsenpreßsaft auf die Blutgerinnung. Münchn. med. Woch. 1911. S. 1003.

41. Metzer u. Salant, Über den Einfluß der Nephrektomie auf die Blutgerinnung. Ref. Folia haem. Bd. 1. S. 600.

42. Meyer, Über die Wirkung des Kalkes. Münchn. med. Woch. 1910. S. 2277.

43. Nasse, Das Blut von Schwangeren. Zit. nach *Zangemeister* (72).

44. Neu, Weitere experimentelle Beiträge zur Biologie des Blutes in der Gestationsperiode des Weibes. Münchn. med. Woch. 1911. S. 1810.

45. Neu u. Kreis, Beitrag zur Methodik der Bestimmung der Blutgerinnungsfähigkeit nebst Mitteilungen über die Gerinnungsfähigkeit des Blutes während Schwangerschaft, Geburt und Wochenbett. Münchn. med. Woch. 1911. S. 2441.

46. Neubauer u. Novak, Zur Frage der Adrenalinämie und des Blutzuckers in der Schwangerschaft. Deutsche med. Woch. 1911. S. 2287.

47. O'Connor, Über Adrenalinbestimmung im Blute. Münchn. med. Woch. 1911. S. 1439.

48. Osten, Untersuchungen über die Gerinnung des Blutes während der Menstruation. Inaug.-Diss. Göttingen 1907.

49. Pekelharing, Über die Gerinnung des Blutes. Deutsche med. Woch. 1892. Nr. 50.

50. Pfeiffer, Untersuchung über die Blutgerinnung in Krankheiten. Ref. Deutsche med. Woch. 1908. S. 1863.

51. Pratt, Beobachtungen über die Gerinnungszeit des Blutes und die Blutplättchen. Zit. nach *Grawitz*.

52. Robertson, Hillmann u. Duncan, Blutkoagulation. Ref. Deutsche med. Woch. 1908. S. 1065.

53. Sahli, Über das Wesen der Hämophilie. Zit. nach *Bode* (6).

54. Sackur, Gelatine und Blutgerinnung. Zit. nach *Grawitz*.

55. Spiro u. Ellinger, Der Antagonismus gerinnungsbefördernder Stoffe und gerinnungshemmender Stoffe im Blut und die sogen. Peptonimmunität. Zit. nach *Gebele* (21).

56. Schenk, Der gegenwärtige Stand der Lehre von der plazentaren Ätiologie der Eklampsie. Zit. nach *Krösing* (30).

57. Schickele, Die Rolle des Ovariums unter den intersekretorischen Drüsen. Ref. Deutsche med. Woch. 1911. S. 863.

58. Schickele, Biochemische Untersuchungen über Uterus und Ovarien. Ref. Deutsche med. Woch. 1911. S. 1334.

59. Schittenhelm u. Lutter, Untersuchungen über das menschliche Fibrinferment. Zit. nach *Grawitz* (77).

60. Schmidt-Mülheim, Beitrag zur Kenntnis des Peptons und seiner physiologischen Bedeutung. Arch. f. Anat. u. Phys. 1880.

61. Schwab, Venenthrombose und Gerinnbarkeit des Blutes. Münchn. med. Woch. 1906. S. 2520.

62. Tsuji, Verhalten des Blutdrucks in der menstruellen und nichtmenstruellen Zeit. Arch. f. Gyn. Bd. 89. H. 3.

63. v. d. Velden, Blutverlust und Blutgerinnung. Arch. f. exper. Path. u. Pharm. Bd. 61. S. 37.

64. v. d. Velden, Die stomachale und intravenöse Behandlung innerer Blutungen mit Kochsalz. Deutsche med. Woch. 1909. S. 197.

65. v. d. Velden, Hämostyptische Wirkung der Gliederabschnürung. Zeitschr. f. exper. Path. u. Ther. 1911. Bd. 8. H. 3.

66. v. d. Velden, Hämostyptische Wirkung von Kreislaufmitteln. Therap. Monatsh. 1911. Nr. 5.

67. Vierordt, Die Gerinnungszeit des Blutes in gesunden und kranken Zuständen. Zit. nach *Bode* (6).

68. Vogel, Hämophilie und Blutgerinnung. Ref. Deutsche med. Woch. 1911. S. 277.

69. Weiss, Die Blutgerinnung in ihren biochemischen und klinischen Beziehungen. Wien. klin. Woch. 1910. S, 839.

70. Wooldridge, Gerinnung des Blutes. Leipzig 1891. Zit. nach *Grawitz* (77).

71. Wright u. Knapp. Lancet 1892. Zit. nach *Kossel* (28).

72. Zangemeister, Die Beschaffenheit des Blutes in der Schwangerschaft und der Geburt. Zeitschr. f. Geb. u. Gyn. Bd. 49. S. 92.

73. Zangemeister, Über die Ausscheidung der Chloride in der Schwangerschaft, speziell bei Nephritis gravidarum. Arch. f. Gyn. Bd. 84. S. 825.

74. Zurhelle, Thrombose und Embolie nach gynäkologischen Operationen. Arch. f. Gyn. Bd. 84. S. 443.

75. Zurhelle, Zur Thrombosenprophylaxe. Zentralbl. f. Gyn. 1908. S. 1421.

76. Zurhelle, Experimentelle Untersuchungen über Thrombenbildung. Med. Klin. 1909. S. 1699.

Ferner außer den Lehrbüchern der Geburtshilfe, Gynäkologie und Pathologie:

77. Grawitz, Klinische Pathologie des Blutes (daselbst ausgedehnte Literaturangaben).

78. Aschoff u. A., Beiträge zur Thrombosefrage. 1912.

Seitdem durch die Arbeiten Alex. Schmidts und seiner Schüler die Grundlage geschaffen war, auf der sich der weitere systematische Aufbau der Lehre von der Blutgerinnung vollziehen konnte, haben sich die Erkenntnisse auf diesem Zweige der Hämatologie in hervorragendem Maße gemehrt. Wenn auch heute — 50 Jahre nach dem Erscheinen von A. Schmidts grundlegender Arbeit „Über den Faserstoff und die Ursache seiner Gerinnung" — die Ansichten über die Blutkoagulation noch nicht einheitlich sind, so liegt das einmal an den Schwierigkeiten, die das physikalische und chemische Verhalten des Blutes der systematischen Erforschung seiner Eigenschaften entgegensetzt, zum anderen Male aber an den verschiedenartigen Verhältnissen, unter denen die einzelnen Forscher ihre Untersuchungen anstellten. Immerhin ist der Vorgang, der sich bei der Gerinnung des Blutes abspielt, in seinen Hauptzügen bekannt, dank den unermüdlichen Anstrengungen der Hämatologen, die sich ebensogut aus den Reihen der Chirurgen und Gynäkologen rekrutieren, wie aus denen der Internen. Das ist wohl der beste Beweis dafür, daß man die Bedeutung der Blutgerinnung als sehr groß für die gesamte Medizin, nicht nur für einzelne Disziplinen, anzusetzen geneigt ist.

In diesem Sinne kann man der Fibringerinnung eine ähnliche Rolle zuweisen, wie der entzündlichen Leukozytose, und dies um so mehr, da, wie später des Näheren gezeigt werden soll, gewisse Zusammenhänge zu bestehen scheinen zwischen dem Gehalt des Blutes an fermentativ und chemisch wirkenden korpuskulären Elementen und seiner Befähigung zur Koagulation.

Es ist eine jedem Laien geläufige Tatsache, daß das Blut nach seinem Austritt aus dem Körper gerinnt, daß aber die Zeit, welcher es hierfür benötigt, nicht absolut konstant ist. Die feineren Untersuchungen ergaben nun sehr verschiedenartige Resultate für die Blutgerinnungszeit. Stehen auch die einzelnen Untersuchungsmethoden, die zu diesem Zwecke erfunden wurden, nach Grau (23) nicht auf der Höhe einer exakten Methodik, so liefern sie doch approximative Werte. Neben dem von Bürker angegebenen Verfahren und dessen Modifikation von Riebes kommt als praktisch und bis zu einem gewissen Grade exakt die Wrightsche Methode in ihrer Abänderung durch Denk und Hellmann in erster Linie in Betracht. Diese Modifikation wurde auch bei den im folgenden vorzulegenden Untersuchungen benutzt. Das Verfahren ist von Denk und Hellmann (15) in instruktiver Form in ihrer Arbeit beschrieben worden, so daß an dieser Stelle ausführlichere Beschreibungen nicht vonnöten sind. Für die Beurteilung, ob die Gerinnnungszeit normal oder pathologisch verändert sei, sind die Ergebnisse dieser und anderer Autoren maßgebend gewesen, nach denen die Normale, mit dem Wrightschen Verfahren bestimmt, zwischen 2′ 15″ und 2′ 45″ liegt. Demnach sind also Zahlen über 2′ 45″ als Verlängerung, unter 2′ 15″ als Verkürzung der Gerinnungszeit anzusprechen.

Zur Feststellung pathologischer Veränderungen muß aber auch Rücksicht genommen werden auf etwaige physiologische Schwankungen der Gerinnungszeit. Deshalb sollten die Bestimmungen, wie das auch in dieser Arbeit geschehen ist, zu einer bestimmten Stunde gemacht werden, um die Wirkungen der Verdauung, die nach Bürker (9) zu einem Minimum der Gerinnungszeit in den ersten Nachmittagsstunden führen, auszuschalten, bez. gleichmäßig zu gestalten. Aus äußeren Gründen wählte ich die Zeit von 5—6 Uhr nachmittags.

Ferner ist zu beachten die Gesamtkonstitution, der Ernährungszustand, die Funktion der Nieren, die Beschaffenheit der Schilddrüse und beim weiblichen Geschlecht das Bestehen einer Schwangerschaft und die Menstruation. Nur bei genauester Abschätzung aller Faktoren, die in irgendeiner Weise das Körperbefinden beeinflussen können, wird man imstande sein, die erhaltenen Resultate in Beziehung zu bringen zu den speziellen physiologischen oder pathologischen Erscheinungen.

Die zunächst wichtigste Frage, ob und inwieweit *physiologische Tagesschwankungen* der Blutgerinnungszeit bestehen, wird in der Literatur verschieden beantwortet.

Addis (2) kommt zu dem Schlusse, daß man bei exaktem gleichmäßigen Verfahren ganz gleichmäßige Werte finde, und die behaupteten Schwankungen im Verlaufe eines Tages nicht zu erhalten seien. Dem schließt sich auch Grau (23) an, wenn er behauptet, daß die Gerinnungszeit im großen und ganzen bei einem und demselben Menschen im Verlaufe eines Tages konstant sei. Allerdings schränkt er seine Behauptung in einem gewissen Grade ein, da er bei vielen Menschen in der ersten Zeit nach der Nahrungsaufnahme eine Verkürzung feststellte. Trotzdem Grau die Bürkersche Methode bei der Bestimmung der

Gerinnungszeit benutzte, waren die Schwankungen deutlich ausgesprochen; sie betrugen meist $^1/_2$ Minute, in einem Falle allerdings $1^3/_4$ Minute. Nach 1—2 Stunden war die Gerinnungszeit wieder normal. Auch Hartmann (25) konnte mit derselben Methode auf Grund von 300 Bestimmungen für die meisten Individuen eine Änderung der Gerinnungszeit durch Nahrungsaufnahme, aber auch durch Alter, Menstruation, Gravidität und Körpertemperatur in Zweifel ziehen. Mit dem zweifellos subtiler arbeitenden Wrightschen Originalverfahren stellte ferner Weiss (69) eine Tageskonstanz fest, die durch keinen normal-physiologischen Prozeß beeinflußt werde. Das gleiche Ergebnis erzielten Denk und Hellmann (15) mit ihrer eigenen Methode.

Bürker (9) fand bei seinen in der Einleitung bereits erwähnten Untersuchungen über die Bedeutung der Blutplättchen bei der Blutgerinnung, daß in den frühen Nachmittagsstunden ein Minimum der Gerinnungszeit zu konstatieren sei. Auch die hierhin gehörenden Ergebnisse der Grauschen Beobachtungen wurden eben schon erwähnt.

Gewisse Tagesschwankungen, die ihren Ausdruck finden in einem Minimum der Gerinnungszeit nachmittags erwähnen endlich Sahli (53) und Bode (6). In einem sonderbaren Gegensatz zu diesen Angaben steht die Bemerkung Vierordts (67) vom Jahre 1878 über Tagesschwankungen, die sich in einem Minimum *vor* dem Mittag-, bez. Abendessen manfestieren. Sucht man nach einer Erklärung für das Verhalten der Blutgerinnungszeit nach den Hauptmahlzeiten, also während der Verdauungsperiode, so drängt sich unwillkürlich die Erinnerung an die Erscheinung auf, daß während der Digestion die Zusammensetzung des Blutes sich anders verhält, als außerhalb dieser Periode. Es ist wohl allgemein bekannt, daß die Zahl der Leukozyten in zum mindesten deutlich sichtbarer Weise zunehmen soll. Allerdings ist die Frage nach einer solchen „Verdauungshyperleukozytose“ noch nicht abgeschlossen, doch dürfte wohl schon jetzt in obigem Sinne eine Veränderung des Blutes angenommen werden.

Die Entscheidung der Frage, ob nun mit ihrer Vermehrung die weißen Blutkörperchen, oder überhaupt die körperlichen Blutbestandteile während der Verdauung einen direkten Einfluß auf die Gerinnungszeit ausüben können, oder aber, ob diese Änderung der Gerinnungszeit einer Änderung der chemischen mit oder ohne Verschiebung der korpuskulären Elemente einhergehenden Zusammensetzung des Blutes entspricht, muß weiteren Untersuchungen vorbehalten bleiben. Jedenfalls sind in der Literatur noch wenige daraufbezügliche Untersuchungen bekannt. Robertson, Hillmann und Duncan (52) u. a. haben einen Zusammenhang zwischen Leukozyten und Gerinnungszeit nicht beobachtet, und auch Landsberg (32) fand die Leukozyten ohne Einfluß auf die Fibrinogenbildung. Nun sind aber durch die Untersuchungen von A. Schmidt und Lilienfeld (35) unzweifelhafte Beziehungen der Blutgerinnung zu den Kernsubstanzen, den Nukleinen, festgestellt worden. In viel gewaltigerem Maße als die Blutplättchen, denen u. a. Bürker (9), Deetzen (14) und Pratt (51) eine hervorragende Rolle bei dem Zustandekommen der Gerinnung zuerteilen, haben die Leukozyten Anteil an der Nukleinmenge des Blutes. Lilienfeld kommt bei seinen chemischen und physiologischen Untersuchungen über die Bestandteile des Nukleins zu dem Ergebnisse, daß die wichtigste Substanz der Leukozyten das hauptsächlich in den Kernen enthaltene Nukleohiston sei. Dieses setzt sich zusammen aus Leukonuklein und Histon, in die es beim Untergang der Leukozyten zerfällt. Von dem einen Bestandteil des Atomkomplexes Nukleohiston, dem Leukonuklein, hat Lilienfeld festgestellt, daß es in gleicher Weise wie das Thrombin die Faserstoffgerinnung hervorruft. In- und extravaskulär verhält es sich, gerinnungsfördernd. Eine antagonistische Wirkung entfaltet aber das Histon, indem es die Gerinnung in- und extravaskulär hemmt. Somit bewirkt das Nukleohiston, wie Kossel (28) in seinem Sammelreferate sagt, „in die Gefäßbahn gebracht, beide Erscheinungen, Thrombose in den Gefäßen und Ungerinnbarkeit des aus der Ader gelassenen Blutes". Ebendiesen Gedanken übertragen Spiro und Ellinger (55) auf die Gerinnungszeit des Blutes mit folgenden Worten: „Die Geschwindigkeit, mit der die Gerinnung des Blutes eintritt, ist unter anderem abhängig von der Anwesenheit gerinnungshemmender oder -befördernder Stoffe. Im kreisenden Blut befinden sich diese Antagonisten in einem Gleichgewichtszustande, im Aderlaßblute gewinnen die befördernden Substanzen das Übergewicht. Die Gerinnung tritt dann in der bekannten Weise schon nach wenigen Minuten ein. *Vermehrung von einer Art der Antagonisten beeinflußt die Gerinnungstendenz des Blutes innerhalb und außerhalb des Gefäßsystems.*"

Sehen wir von den Angaben Bürkers, Deetzens und Kossels u. a. ab, die die Fibrinbildung in einem mehr oder weniger großen

Maße dem Zerfall der Blutplättchen zuschreiben, so würde also das Fazit aus dem Vorstehenden sein, daß eine Vermehrung der Leukozyten nicht an sich mit einer Änderung der Gerinnungszeit verbunden sein müßte; denn man könnte ja annehmen, daß nur eine quantitative Änderung der beiden Antagonisten zustande käme, ohne daß die qualitative Seite berührt würde. Aber ein anderer Faktor scheint die Verhältnisse doch anders zu gestalten, auf die jedoch erst später bei Betrachtung der Reaktion der Gerinnungszeit auf exogene oder endogene, d. h. spezielle pathologische Reize einzugehen sein wird.

Zunächst dürfte die Beantwortung der Frage angebracht sein, ob und inwieweit die Gerinnungszeit des Blutes durch von außen kommende Reize, sei es zu experimentellen, sei es zu therapeutischen Zwecken, beeinflußt werden kann. Das dankbarste und aus diesem Grunde weitaus am häufigsten benutzte Gebiet zum Studium einer exogenen Beeinflussung der Gerinnungszeit ist das der hämorrhagischen Diathesen und unter diesen die Hämophilie. Bei ihr ist ja eine Veränderung des Blutes zweifellos in dem Sinne vorhanden, daß extravaskulär im allgemeinen das Blut bedeutend schwerer gerinnt. Zur Behandlung dieser Hämorrhagien sind nun verschiedene Wege eingeschlagen worden. Die Erfolge der modernen Organotherapie bei vielen Erkrankungen — es sei nur an Myxödem und an die Ausfallserscheinungen beim Sistieren der Ovarienfunktion erinnert — haben Veranlassung gegeben, auch bei Hämophilie die Wirkung solcher organischer Mittel zu erproben. Das älteste und allgemein bekannte Glied dieser Klasse ist die Gelatine. Zum Studium ihrer Wirkung injizierte G r a u (23) subkutan eine 10proz.

sterilisierte Gelatine und fand, daß durchschnittlich nach 2—4 Stunden eine Erhöhung der Blutgerinnungsfähigkeit, ausgedrückt durch Verkürzung der Gerinnungszeit, einsetzte. Diese Erhöhung wurde von Stunde zu Stunde stärker und erreichte etwa 10—12 Stunden nach der Injektion ihr Maximum, worauf dann allmählich die Gerinnungszeit wieder zur Normalen zurückkehrte. Diese Art der Wirkung soll darauf zurückzuführen sein, daß von der Gelatinelösung zunächst das Wasser resorbiert wurde, dann erst nach und nach die Gelatine selbst. Die Erklärung für diese Wirksamkeit der Gelatine legt der Autor nicht in eine Verschiebung der Konzentration oder molekularen Zusammensetzung, sondern in Erscheinungen, die mit der „Empfindlichkeit des Körpers gegen Einführung artfremder eiweißartiger Substanzen" in Beziehung stehen. Diese Reaktion des Organismus auf artfremdes Eiweiß ist der rote Faden, der sich durch die ganze neueste Literatur über Hämophiliebehandlung zieht. Ciuffini (10), Mantelli (37), Strassmann — der eine Vermehrung der fibrinogenen Substanz durch Gelatine annimmt — und Bode (6) unter vielen anderen bezeugen die Wirksamkeit der Gelatine durch Erhöhung der Gerinnungsfähigkeit. Gebele (21) allerdings gesteht der Gelatine nur in Verbindung mit stärkeren Blutverlusten eine erhebliche Wirkung zu. Brat (8) fand auch die durch Sterilisation und gleichzeitige Hydratation bewirkten Umwandlungsprodukte der Gelatine, die Gelatosen, in gleicher Weise wirksam. Sackur (54) konnte mit Gelatine keinen Erfolg erzielen und bezeichnete die Angaben französischer Forscher über Verkürzung der Gerinnungszeit als Irrtum.

Da die Gelatine ein Organextrakt ist, mußten logischerweise auch analoge Stoffe auf ihre Wirkung gegenüber der Blutgerinnung untersucht werden. Von dem Pepton hatten Schmidt-Mülheim (60) und Fano (19) nachgewiesen, daß nach Einspritzung dieses Stoffes das Blut seine Gerinnbarkeit verliert. Dastre und Floresco (13) wiesen auf den Antagonismus zwischen Gelatine und Pepton hin. Lutter (36) fand in vitro einen hemmenden Einfluß auf die Gerinnung, allerdings nur bei erheblicher Konzentration, wie sie wohl im lebenden Organismus nicht vorhanden sein könne. Pratt (51) machte die interessante Beobachtung, daß das Blut, welches nach einer Peptoninjektion seine Plättchen verloren hatte und ungerinnbar geworden war, nach einer wiederholten Injektion keine weitere Störung in der Gerinnung mehr aufwies.

Am eklatantesten ist jedoch die Wirksamkeit artfremden Eiweißes auf die Gerinnungsfähigkeit des Blutes bei Seruminjektionen, wie sie sonst bei Diphtherie usw. gemacht werden. Über günstige derartige therapeutische Erfolge bei hämophilen Blutungen berichten Krauss, Giertsen (22), Mantelli (37), Vogel (68) und andere. Der Grund, weshalb die Sera einen so fördernden Einfluß auf die Gerinnung des Blutes haben, liegt nach Morawitz darin, daß durch Serumübertragung direkt Thrombokinase zugeführt werde. Die verschiedenen Sera wirken nach ihrem Alter und nach der Art ihrer „Aktivierung" — ob sie durch Alkali- oder Säurezusatz erfolgte — sehr verschieden. Es sei für diese Frage auf die Veröffentlichung Lutters (36) hingewiesen.

Zur Behandlung der Eklampsie, die nach der Theorie von Dienst (16) durch Störungen in der

Blutgerinnung verursacht wird, wandte dieser Autor mit Erfolg intravenöse Injektion von Hirudin an. Seinem Beispiele folgend, versuchten Engelmann und Stade (18) diesen Blutegelextrakt im Tierexperiment und fanden, daß die tödliche Wirkung des intravenös injizierten Plazentarpreßsaftes durch gleichzeitige oder vorherige Einspritzung von Hirudin aufgehoben wurde, daß nämlich keine Fibringerinnung auftrat. Von anderen Organextrakten, deren Einwirkung auf die Blutgerinnung im Experiment festgestellt wurde, sei noch erwähnt der Schilddrüsenpreßsaft, der nach Mathes (40) die toxische Wirkung des Plazentarpreßsaftes abschwächt, aber für sich allein dem Blute zugesetzt, eine sofortige, bez. nach ganz kurzer Zeit eintretende Gerinnung des Blutes herbeiführte. Mit Preßsäften aus Uterus und Ovarium konnte endlich Schickele (58) eine Hemmung oder Aufhebung der Blutgerinnung feststellen. In gleicher Weise wirkte Menstruationsblutextrakt. „Es scheint," schließt Brat (8) seine Untersuchungen über die Einwirkung von Eiweißkörpern auf die Blutgerinnung, „der Beweis geführt zu sein, daß durch Injektion von Eiweißkörpern chemische Veränderungen in den Blutkörperchen bewirkt werden, daß eine Vermehrung der Substanzen im Plasma auftritt, welche den Globulinen zuzusprechen sind, *daß bei Verkürzung der Gerinnungszeit die chemischen Stoffe, aus welchen sich Fibrin bilden kann, einen Zuwachs erfahren.*"

Außer Organextrakten wurden auch andere chemische Stoffe auf ihre Wirksamkeit der Blutgerinnung gegenüber untersucht. In erster Linie sind hier die Kalksalze zu nennen, denen fast einstimmig ein Einfluß auf die Blutkoagulation zugeschrieben wird. Wright (71) hat das Verdienst, zuerst auf die gerinnungsbeschleunigende Wirkung der Kalksalze hingewiesen zu haben, die er deshalb therapeutisch bei Hämophilie verwandte. Boggs (7) verabreichte Calcium lacticum und erhielt daraufhin eine erhebliche Verkürzung der Gerinnungszeit. Dasselbe fand Lutter (36), während Mantelli (37) nur bei gleichzeitigem Mangel an Kalksalzen im Blute einen positiven Erfolg hatte. Sahli (53) glaubt von einer inneren Kalkdarreichung bei Hämophilen nicht viel erwarten zu können. Denk und Hellmann (15) aber wurden durch ihre Untersuchungen zu dem Schlusse gedrängt, daß Kalksalze und kalkreiche Nahrungsmittel (Milch) eine starke Beschleunigung der Koagulation bewirken, gleichgültig, ob vorher die Gerinnungszeit eine normale, verzögerte oder beschleunigte war. Ob nun die Wirksamkeit der Kalksalze darin besteht, daß durch sie die Gefäßpermeabilität vermindert wird, wie Meyer (42) annimmt, oder ob die Kalziumionen, die im Organismus als Festigungsmittel dienen, speziell für die zur Fibringerinnung führenden enzymatischen Prozesse erforderlich sind, ist noch eine offene Frage. Bemerkenswert ist aber die Tatsache, daß zum Zustandekommen der Gerinnung nur minimale Kalziummengen selbst für größere Blutquantitäten nötig sind. Andererseits ist zwar die alte Anschauung, daß das Fibrin eine Kalkverbindung des Fibrinogens sei, widerlegt worden, aber nach Morawitz, Pekelharing (49) u. a. bewirkt die Anwesenheit von Kalksalzen die Bildung von Thrombin. Dementsprechend nehmen auch Denk und Hellmann (15) nach dem Vorgange von Morawitz an, daß durch die Kalksalze „die Bildung des

Fibrinfermentes aus unwirksamen Vorstufen desselben erleichtert wird".

Neuerdings beschäftigt sich v. d. Velden (64) mit der Behandlung von inneren Blutungen mit Kochsalz. Er fand bei extravaskulärer Zufügung von NaCl in steigender Konzentration zum Blut absolut keine Zunahme der Gerinnungsfähigkeit, wohl aber bei Einverleibung von Kochsalz per os oder intravenös. Mit Bromiden erzielte er einen gleichen, mit Jodiden keinen Effekt. Zur Erklärung dieser Erscheinung nimmt er mit Morawitz an, daß es sich um die „Mobilisierung einer Komponente des Gerinnungsaktes", möglicherweise von Thrombokinase handele. Nach Grawitz (77) scheint diese Erscheinung aber in Beziehung zu stehen mit der Eindickung des Blutes, wie sie von ihm nach Einbringen von Kochsalz, Glauber- und Bittersalz in den Verdauungstraktus beobachtet wurde.

Eine den Kalksalzen entgegengesetzte Wirkung entfalten nach mehreren Autoren die Zitronensäure und ihre Salze. Ein Erklärungsversuch für diese Wirksamkeit ist in der Literatur nicht zu finden. Vielleicht übt die Säure einen Einfluß auf die Alkaleszenz des Blutes aus, so daß vielleicht ein Säureüberschuß zustande käme, der dann analog der Kohlensäure im Venenblut und im Blute von Erstickten eine schwerere Gerinnbarkeit bewirkte.

Außer den genannten Mitteln sind noch zahlreiche andere, anorganischer oder organischer Herkunft, auf ihre Wirksamkeit gegenüber der Blutkoagulation untersucht worden, so von Robertson, Hillmann und Duncan (52) Schilddrüsenextrakt und Nuklein, wobei aber kein Einfluß dieser Substanzen auf die Gerinnungszeit beobachtet werden konnte. Bei der Unsicherheit, die in der Frage nach der exogenen Beeinflußbarkeit der Gerinnungszeit noch herrscht, erscheint auf den ersten Blick das Ergebnis der Untersuchungen v. d. Veldens (66) überraschend, daß nämlich durch vasomotorische Einflüsse die Gerinnungsfähigkeit des Blutes verändert werden könne: Läßt man einen Kältereiz kurze Zeit auf eine wenige Quadratzentimeter große Stelle der Haut einwirken, so steigt die Gerinnungsfähigkeit des Blutes. Das Gleiche läßt sich erreichen durch Schlucken kleiner Eisstückchen. Auch die Anämisierung kleiner Schleimhautpartien durch Suprarenin erzeugt eine Steigerung der Gerinnungsfähigkeit. In gleicher Weise wirken andere Mittel mit adstringierenden Eigenschaften. Neben den vasokonstriktorisch wirkenden brachten auch vasodilatatorisch wirkende Faktoren (Wärme, Amylnitrit) eine Änderung, aber auch nur im Sinne einer starken Erhöhung der Gerinnungsfähigkeit hervor. Es ist nicht sehr verwunderlich, daß diese Änderungen konstatiert werden konnten, da doch durch solche nervösen Einflüsse die Blutmischung anerkanntermaßen stark verschoben werden kann. Wenn man erwägt, daß eine Kontraktion der Blutgefäße, wie sie in obigen Versuchen durch Kälte und Suprarenin erzeugt wurde, einen Austritt von Flüssigkeit aus dem Blute in die Gewebe, also eine Konzentrationszunahme des Blutes herbeiführt, so versteht man die Steigerung der Gerinnungsfähigkeit wohl. Das ist aber nicht der Fall bei der Vasodilatatorenreizung, z. B. nach Applikation von Amylnitrit. Denn es müßte sich doch dann um einen Übertritt von Flüssigkeit aus dem Gewebe in das Blut, also um eine Abnahme der Konzentration handeln, die dann im Gegensatz zu der Konzentrationszunahme zu einer Verlängerung der Gerinnungszeit, aber nicht zu einer Verkürzung führen müßte. Nun sind allerdings die Verhältnisse dadurch voneinander verschieden, daß im ersten Falle Flüssigkeit von einer bestimmten Zusammensetzung, nämlich Plasma, in das Gewebe austritt, diese Zusammensetzung aber beim Wiederübertritt von Flüssigkeit in die Blutbahn nicht die gleiche ist. Neuerdings wird angegeben, daß bei der Änderung der Konzentration des Blutes die Lymphe eine große Rolle spielt. Man fand nämlich, daß das Blutserum bei Applikation von Wärme, also bei Vasodilatatorenreizung, verdünnt wird, was nur durch Übertritt von Gewebslymphe zu erklären sein wird, da die Konzentration der Lymphe geringer ist als die des Plasma. Somit ist wohl ersichtlich, warum durch vasomotorische Einflüsse eine Änderung der Blutmischung herbeigeführt werden kann, die sich sogar in einer Beeinflussung der Gerinnungszeit zu äußern scheint. Weiter unten soll der Grund für diese Erscheinung ausführlicher behandelt werden.

Bei dem Rückblick auf die zahlreichen Beobachtungen von Änderung der Gerinnungszeit des Blutes nach Einwirkung von exogenen Reizen muß auffallend erscheinen, daß trotzdem einige Autoren durch kein Mittel eine Veränderung im Experiment erzielen konnten. Am meisten fällt da wohl das Ergebnis Addis' (1) in die Wagschale: Wenn man das Blut nach einer gleichmäßigen Methode gewinnt, für gleichmäßige Temperatur bei allen Versuchen sorgt, die Berührung mit Fremdkörpern gleichmäßig gestaltet und einen deutlich bestimmbaren Moment als Endreaktion ansetzt, so erhält man durchaus gleichmäßige

Werte und weder die behaupteten Schwankungen im Verlaufe eines Tages, noch läßt sich irgendein Einfluß von eingenommenem Kalk oder Zitronensäure erkennen. Den Grund für seine abweichenden Resultate sieht Addis in seiner verfeinerten Technik. Er führt die Unwirksamkeit der Kalziumsalze darauf zurück, daß die vom Blut aufgenommene Menge zu klein sei, um einen nennenswerten Effekt ausüben zu können.

In viel höherem Grade als die durch exogene Reize bewirkte Änderung der Gerinnungsfähigkeit des Blutes interessiert die Reaktion derselben auf endogene, d. h. pathologische Reize im engeren Sinne. In der Einleitung wurde bereits darauf hingewiesen, daß bestimmte Faktoren, die an sich nicht stets auf das Allgemeinbefinden einzuwirken brauchen, doch immer bei der Abwägung von Versuchsergebnissen berücksichtigt werden müssen, da sie auf die Gerinnungsfähigkeit von Einfluß sein könnten. Bevor zur Besprechung der in erster Linie den Geburtshelfer und Gynäkologen interessierenden Krankheiten geschritten werden soll, mögen einige Bemerkungen vom Gesichtspunkte der allgemeinen Pathologie aus Platz finden.

Bei Erkrankungen, die mit dauernden *Ernährungsstörungen* einhergehen, wurde schon von Vierordt (67) Beschleunigung der Gerinnung des Blutes gefunden. Diese Resultate, die besonders deutlich bei Phthisis, Skorbut, lienaler Anämie und katarrhalischem Ikterus zutage traten, standen im Gegensatz zu früheren Untersuchungen, die eine Verlangsamung der Gerinnung bei den meisten krankhaften Zuständen ergeben hatten. Neuerdings ist diese alte Anschauung durch Bode (6) wieder bestätigt worden. Dieser

Autor will jedoch nicht behaupten, daß nicht auch eine Beeinflussung im Sinne einer Verkürzung der Gerinnungszeit bei krankhaften Zuständen vorkommt, nur findet sie sich viel seltener.

Ein Organ von größtem Einfluß auf das Allgemeinbefinden ist die *Niere.* Bei gestörter Nierenfunktion erhielten Bachrach und Tittinger (3) Verzögerung der Gerinnung, auch Weiss (69) beobachtete bei akuter Nephritis und Urämie Verzögerung, während chronische Nephritis normale Werte oder beschleunigte Koagulation zeigte. Dazu stimmen ganz genau die Beobachtungen von Metzer und Salant (41), daß durch Nephrektomie, also operative totale Ausschaltung einer Niere die Blutgerinnung eine Verzögerung erleidet. Entsprechend dem allmählichen Anstieg der harnfähigen Substanzen und wahrscheinlich auch der Kochsalzmengen — deren Wirksamkeit oben erwiesen ist — im Blute nach dieser Operation, bevor die zweite Niere voll kompensatorisch tätig geworden ist, entwickelt sich die Verzögerung langsam und sinkt später in einzelnen Fällen von ihrer Höhe wieder ab.

Die meiste Wahrscheinlichkeit für eine Beeinflussung des Blutes durch innere Sekretion, die augenblicklich im Zentrum des Interesses steht, ist bei der *Schilddrüse* vorhanden. Bei den verschiedenen Stadien der Ausfallserscheinungen jener inneren Sekretion tritt eine Verschlechterung der Blutmischung ein, die bei Zufuhr von Schilddrüsensubstanz wieder verschwindet. Bei derartigen Experimenten erhielten Lidsky (34) und Kottmann (29) eine Verzögerung der Blutgerinnung. Bei Hypersekretion der Schilddrüse, wie sie klinisch bei Morbus Basedow und Hyperthyreoidismus beobachtet wird, fand sich verminderter, bei Myxödem vermehrter Fibringehalt. Kottmann erklärt diese Erscheinung so, daß er die Produktion von Stoffen durch die Schilddrüse annimmt, die in die Zirkulation gelangen und zu verstärkter Wirkung der proteolytischen Fermente führen, also Aktivatoren der Proteolyse sind. Bei den Hyperthyreosen müßten sie dann vermehrt, bei den Athyreosen vermindert sein. Für Basedow hat Kocher auf eine schwere und langsame Gerinnung des Blutes hingewiesen, was auch von Lidsky für 78% der Fälle bestätigt werden konnte. Bei Struma, soweit sie noch nicht das Allgemeinbefinden beeinträchtigt, ist von Denk und Hellmann (15) stets normale Gerinnungszeit gefunden worden, während Weiss (69) stets Verlängerung erhielt. Experimente mit Schilddrüsenpreßsaft, wie Mathes (40) sie anstellte, gaben allerdings keinen Anhalt für eine gerinnungshemmende Wirkung von Schilddrüsensubstanzen, da auf Zusatz von Preßsaft zu Blut sofortige Koagulation erfolgte. — Ein weiterer wichtiger Faktor bei der Betrachtung von Koagulationsbestimmungen sind eventuell vorausgegangene *Blutverluste*. Die praktische Beobachtung läßt bei stärkeren Blutverlusten die Erscheinung bemerken, daß das zuletzt der Wunde entströmende Blut im allgemeinen schneller gerinnt. Auch die methodische Untersuchung der Gerinnungszeit des Gesamtblutes ergab nach Vierordt (67), Hartmann (25), v. d. Velden (65) u. a. Beschleunigung der Koagulation. Der letztgenannte Autor nahm als Erklärung für diese Erscheinung eine erhöhte Thrombokinasezufuhr aus den Geweben an, da bei größeren Blutverlusten Gewebsflüssigkeit in den Kreislauf übertritt. In der Tat wurde durch Untersuchung der Trockensubstanz und des Thrombokinasegehaltes des Blutes eine derartige „histogene Hydrämie“ wahrscheinlich gemacht. Hierdurch ist nun auch die Erklärung dafür gegeben, daß bei Vasodilatatorenreizung nicht die wohl erwartete Verlängerung, sondern eine Verkürzung der Gerinnungszeit eintreten mußte. Dementsprechend fand Krösing (30) nach plötzlichen größeren Blutverlusten eine starke Erhöhung des Fibrinogenwertes. Daß aber auch in diesem Punkte die Resultate verschiedener Forscher nicht gleichlautend sind, erhellt u. a. aus den Befunden Ostens (48), der bei starken Blutverlusten ausnahmsweise im Gesamtblute eine recht erhebliche Gerinnungsverzögerung, keine Verkürzung erhielt, was Fall 30 meiner Tabelle bestätigt.

Bei entzündlichen und fieberhaften Zuständen, wo nach den früheren, neuerdings wieder von Krösing (30) bestätigten, Untersuchungen Pfeiffers (50) und Hammarstens unter Umständen ein erhöhter Fibrinogengehalt zu finden ist, ist auch die Gerinnungszeit verändert. Pfeiffer bewies, daß nur bei den mit Hyperleukozytose einhergehenden Infektionskrankheiten (Pneumonie usw.) die Vermehrung der Fibrinmenge (Hyperinose) zu finden ist, während nicht mit Hyperleukozytose einhergehende Infektionskrankheiten diese Erscheinung vermissen lassen. Zu diesen letzteren gehört der Typhus, bei dem Robertson, Hillmann und Duncan (52) eine Verlängerung der Gerinnungszeit fanden, die aber nach Hämorrhagien sich verkürzte. Trotzdem sagt Landsberg (32), daß „die im Kreislauf befindlichen Leukozyten mit der Fibrinogenbildung nichts zu tun haben. Auch ist eine stärkere Beteiligung der Leukozyten bei der Fibrinfermentbildung äußerst zweifelhaft". Eigentümlich steht hierzu das Ergebnis der Untersuchungen von Wright [zit. nach Kossel (28)] im Gegensatz, daß bei Pneumonie, Eiterresorption, pyämischen Prozessen usw. durch die massenhafte Zersetzung von Leukozyten große Nukleohistonmengen frei werden, die sich durch erhöhten Gehalt des Harns an Harnsäure und durch Auftreten eines Zerfallsproduktes des Nukleohistons, nämlich des gerinnungshemmenden Histons im Harn manifestieren. Man kann nicht gut annehmen, daß eine derartige Beeinflussung der Nierensekretion ohne jede Einwirkung auf die so labile Zusammensetzung des Blutes bleiben sollte, und wird deshalb der Ansicht Pekelharings (49) keinen Zweifel entgegensetzen können, daß beim Leukozytenzerfall ein „Nukleoalbumin" frei wird, welches im Blute unter Bildung eines gerinnungshemmenden Körpers zerfällt. Da in diesem Falle Theorie und Praxis nicht übereinstimmen, werden wohl noch andere unbekannte Faktoren im Spiele sein, so daß die Angabe Pfeiffers und der einzelne Fall von Denk und Hellmann mit Verkürzung der Gerinnungszeit bei Pneumonie zu Recht bestehen bleiben.

Was nun das Verhalten der Gerinnungszeit bei Kranken mit Tumoren betrifft, so findet sich in der Literatur eine überraschende Einigkeit in Bezug auf diejenigen Neubildungen, die schon zu Kachexie geführt haben. Denk und Hellmann (15) z. B. finden das Neoplasma allein ohne Einfluß und beschuldigen nur die begleitende Kachexie oder den Marasmus bei dem Zustandekommen einer Gerinnungsbeschleunigung. Nicht so konservativ ist Weiss (69), der dem Tumor selbst doch einen gewissen Einfluß auf die Gerinnungsfähigkeit des Blutes zugesteht, aber auch parallel der Zunahme der Kachexie eine Zunahme der Gerinnungsbeschleunigung findet. Im Blut von Tumorkranken wies Krösing (30) einen höheren Gehalt an Fibrinogen nach. Sonderbarerweise fand sich aber kein bemerkbarer Unterschied zwischen gut- und bösartigen Neoplasmen, da z. B. ein Dermoid einen höheren Wert ergab als die meisten Karzinome, und zwischen den letzteren und den Myomen auch keine bedeutende Differenz zu konstatieren war. Der Grund für die Beeinflussung der Gerinnungszeit muß also bei den Tumoren außer im Fibrinogengehalt noch in einem anderen Faktor liegen, in bezug auf den wir aber vorläufig noch völlig im Dunklen weilen.

Diese Bemerkungen allgemeinpathologischer Natur schienen angebracht zu sein, um die Schwierigkeiten aufzudecken, die bei der Verwertung von Gerinnungszeitbestimmungen auftreten und die u. U. das Bild nach dieser oder jener Seite verschieben können. Bei denjenigen Ergebnissen meiner eigenen Untersuchungen, die den Befunden anderer Autoren nicht entsprechen, ist versucht worden, der Ursache für diese Erscheinung nachzugehen. Daß hierbei stellenweise das Gebiet der Hypothese nicht ganz vermieden werden konnte, liegt in der Tatsache begründet, daß die Blutforschung eben immer noch nicht allzu reich ist an sicher fundamentierten Theorien.

Zu der Frage, ob während der *Menstruation* ein verändertes Gerinnungsvermögen des Blutes besteht, ist in neuerer Zeit so häufig Stellung genommen worden, daß für den Verfasser kein Grund vorlag, die im großen und ganzen übereinstimmenden Resultate anderer Untersucher mit neuer Methode nachzuprüfen. Die praktische Erfahrung, daß Menstruierende bei Operationen in manchen Fällen auffallend leicht und anhaltend bluten, wurde durch Birnbaum und Osten (5) bestätigt. Der letztere (48) fand, daß die Zeitdauer der Gerinnung bei der Menstruation durchschnittlich um fast das Doppelte verschoben wurde. Dasselbe Ergebnis hatten Schittenhelm und Lutter (59. 36), sowie in gewissem Grade Bode (6), der zwar „kein klares Resultat" erhielt, aber doch die Auffassung teilt, daß „die Menstruation bei manchen Individuen eine geringere Gerinnbarkeit des Blutes zur Folge hat". Die Ursache für diese Erscheinung sucht Osten in einem allgemeinen Fermentmangel, bez. in einer Fermentverminderung im Blutserum. Weitere Untersuchungen sind zur Klärung dieser Frage dringend zu wünschen. Daß der Kalkgehalt im Blute Menstruierender normal ist, fanden Cristea und Denk (12), die übrigens, wie auch Hartmann (25), eine normale Gerinnungszeit des Gesamtblutes während der Menses konstatieren. Überhaupt wird eine physiologische Veränderung der Blutmischung durch die Menstruation u. a. von Grawitz (77) in Abrede gestellt. Es scheint aber doch eine Variation zu bestehen, da nämlich Tsuji (62) bei seinen Untersuchungen über den Blutdruck in der menstruellen und nicht menstruellen Zeit während der Menses konstant eine Abnahme des Blutdrucks um 10—20 mm Hg ermittelte und diese Erscheinung neben dem Blutverlust und „der chemischen Schwankung der Blutbeschaffenheit, die wohl auch eine Rolle spielen", auf einen vasomotorischen Einfluß zurückführt. Zur Erklärung dieses Einflusses tragen die Experimente Schickeles (57) bei, der Preßsäfte von Ovarien auf ihre Wirkung untersuchte.

Er fand damit in vitro Verzögerung der Blutgerinnung und bei intravenöser Injektion wesentliche Herabsetzung des Blutdrucks, was also mit den klinischen Beobachtungen übereinstimmt. Ferner ergab sich die interessante Tatsache, daß unter Ovariumwirkung stehende Tiere auf die spezifische Einwirkung von Stoffen der Hypophysis und Nebennieren nicht reagierten. Noch ein Punkt, nämlich der, daß wir in den Ovarien Drüsen mit innerer Sekretion vor uns haben, deren Wirksamkeit sich auf entfernte Organe erstreckt, spricht für Beeinflussung der Blutmischung. Bekanntlich ist eine zur Zeit oder kurz vor der Menstruation eintretende Schwellung der Schilddrüse nicht selten von allen Anzeichen einer leichten, periodisch ablaufenden Thyreotoxikose begleitet; diese Schwellung ist durch eine vorübergehende Vaskularisation der Thyreoidea bedingt. Entsprechend der oben schon betonten Veränderung der Gerinnungszeit durch die Schilddrüse bei Morbus Basedow und Hyperthyreoidismus könnte man dann auch hier die Verzögerung der Gerinnung erklären.

Wie dem nun auch sein mag, es scheint nach dem Vorstehenden sehr wahrscheinlich zu sein, daß während der Menstruation eine Blutveränderung noch nicht vollständig bekannter Natur besteht, die zu einer Veränderung des Gerinnungsvermögens im Sinne einer Verlängerung der Gerinnungszeit führen kann [1]).

---

[1]) Nach Abschluß des Manuskripts kommt mir eine Abhandlung zur Kenntnis, die obigen Ausführungen widerspricht.

Adler (*Ovarialfunktion.* Arch. f. Gyn. Bd. 95. H. 2) untersucht, basierend auf eigenen klinischen Beobachtungen und Tierversuchen, die Beziehungen der Ovarien

In weit höherem Maße gilt das eben von der Menstruation Gesagte von der Schwangerschaft, der Geburtsperiode und dem Wochenbett, also der gesamten *Gestationsperiode* des Weibes. Auch hier sind sehr viele Faktoren an der Veränderung des Gesamtblutes beteiligt, daß diese aber in einer Änderung der Gerinnungszeit ihren Ausdruck findet, ist nach den diesbezüglichen Angaben sehr zweifelhaft. Die Tabelle von Mathes (39) verzeichnet bei 53% der Fälle eine sehr beträchtliche Verkürzung der Gerinnungszeit während der Gravidität. Über einen Ausschlag der Gerinnungszeit nach der entgegengesetzten Richtung, also im Sinne einer Verlängerung, berichten neuerdings Neu und Kreis (45). Sie erhielten mit verfeinerter Technik bei Wrightschem Verfahren in 96% der Fälle Verzögerung, die, wenn auch nicht sehr beträchtlich, doch deutlich ausgesprochen war. Wenn man nach diesen beiden kontrastierenden Angaben die Mittelstraße einschlagen und den Angaben z. B. Hartmanns (25) folgen will, der keinerlei Beeinflussung durch die Schwangerschaft in der Gerinnungszeit fand, so muß man aber doch bedenken, daß in zahlreichen modernen Untersuchungen eine Änderung der Blutzusammensetzung für die Gravidität nachgewiesen wurde. Insbesondere interessieren die

zur Blutgerinnung und zum Kalkgehalt des Blutes. Er kommt zu dem Ergebnis, daß nach Ausfall oder bei Hypofunktion der Ovarien häufig eine Verzögerung auftritt, die in einer Reihe von Fällen mit absolut oder relativ geringen Kalkwerten im Blut einhergeht. Nicht Blutende, sondern im Gegenteil einige Nichtblutende, Amenorrhoische, besonders Kastrierte, zeigten die langsamste Gerinnung. Ferner sollen Thyreoidea und Ovarien die Koagulationszeit in entgegengesetzter Weise beeinflussen.

Angaben darüber, ob die fibrinoplastischen Substanzen, Fibrinogen und Kalksalze, bez. ob der Fibringehalt selbst quantitativ verändert werden.

Was den Fibringehalt angeht, so berichtet u. a. schon Nasse (43) 1876 über Vermehrung der Fibrinmenge im Blut von Schwangeren. Seine Angaben finden teilweise ihre Bestätigung durch Landsberg (32), indem dieser eine geringe Zunahme konstatierte. Die Bestimmungen der Fibrinogenmenge bei Schwangeren sind in ihren Resultaten nicht genau übereinstimmend, indem Lewinsky (33) sie nicht wesentlich vermehrt fand, während Krösing (30) eine sehr deutliche Vermehrung behaupten konnte. Landsberg (32) sowie Zangemeister (72) fanden ferner den Gesamteiweißgehalt in der Schwangerschaft gegenüber der Norm vermindert, wobei aber zu beachten ist, daß jener Blutplasma, dieser Blutserum untersuchte, wobei er noch weitere Beobachtungen machte, insofern er nämlich eine auffallende Erhöhung des Gehaltes an Chloriden im Serum und eine Herabsetzung der Alkaleszenz des Blutes feststellte. Ohne auf die zahlreichen Arbeiten über qualitative und quantitative Veränderungen der korpuskulären Zusammensetzung einzugehen, wird aus diesen Beispielen schon zur Genüge ersichtlich, daß die Gestation nicht ohne Einfluß auf die Blutmischung ist. Trotzdem soll noch kurz die Frage der „Adrenalinämie" in der Schwangerschaft gestreift werden. Wenn behauptet wurde, daß im Blute von Graviden ein höherer Wirkungswert mit Hinsicht auf Adrenalin bestehe, so konnte Neu (44) auf Grund eigener Versuche demgegenüber feststellen, daß nicht Adrenalin selbst, sondern „adrenalinähnliche" Substanzen in größerer Menge während der Gestationsperiode kreisten und daß durch sie eine oft sehr stark ausgesprochene Steigerung der Kokainempfindlichkeit während der Geburtstätigkeit hervorgerufen werde. Aber auch diese Annahme wurde durch die Untersuchungen O'Connors (47) widerlegt, der zu dem Schlusse kam, daß im Blutserum eine oder mehrere Substanzen seien, die Adrenalin vortäuschen könnten, daß diese Stoffe aber erst bei der Gerinnung — wahrscheinlich aus dem Fibrinogen oder zerfallenem Zellmaterial — hervorzugehen schienen. Mithin wird man vorläufig noch nicht von einer Einwirkung von Nebennierensubstanzen sprechen können, zumal Neubauer und Novak (46) ihre Kontrollversuche mit dem Resultate abschlossen, daß „kein Anhaltspunkt für die Annahme einer Adrenalinämie in der Gestationsperiode" vorhanden sei. In der Frage nach einer Veränderung der Gerinnungszeit durch die normale Schwangerschaft herrscht also nichts weniger denn Klarheit. Dasselbe ist auch bei den wichtigsten Komplikationen der Gravidität der Fall, nämlich bei der Schwangerschaftsniere und der Eklampsie, was allerdings leicht verständlich ist, da uns über Ätiologie, Genese und sogar Wesen der beiden Erkrankungen nur wenig positive Kenntnisse zur Verfügung stehen.

Die Tatsache, daß die *Schwangerschaftsniere* am häufigsten von der Zeit ab, wo der fötale Körper ein größeres Volumen erreicht hat, auftritt, daß sie ferner nach der Geburt oder zuweilen schon nach dem Absterben der Frucht rasch verschwindet, und zuletzt ihre Häufigkeit bei Zwillingen sprechen u. a. dafür, daß die schädigend auf die Nieren einwirkenden Stoffe vom Fötus oder seinen Anhangsorganen gebildet werden. Zangemeister (73) vertritt die Ansicht, daß plazentare Toxine einen arteriellen Gefäßkrampf bewirken, der zu einer mangelhaften Nierendurchblutung mit daraus sich ergebender Wasserretention, also zu hydropischen Zuständen führe. Daß dann zur Wahrung des Tonus Chloride zurückgehalten werden, was sich in einer Reichhaltigkeit des Blutes an Chloriden äußert, ist verständlich. Anders erklärt Dienst (16) die Entstehung der Schwangerschaftsniere. Nach ihm soll durch den Zerfall von zu physiologischen Zwecken während der Gestationszeit verbrauchten polynukleären Leukozyten Fibrinferment frei werden, welches durch irgendeine Störung im Kreislauf — er spricht von „Blutstauung in der Leber" — nicht hinreichend Antithrombin findet und sich ansammelt. Da der Prozeß bei der Schwangerschaftsniere langsam vor sich geht, kann das Ferment durch die im Plasma vorhandenen gerinnungshemmenden Körper unschädlich gemacht werden. Das Fibrinogen aber soll die Fähigkeit besitzen, das Endothel der Kapillaren zu schädigen, und so zur Entstehung der Albuminurie Veranlassung geben. Diese Theorie ist natürlich nicht unwidersprochen geblieben, besonders weist Landsberg (32) darauf hin, daß eine stärkere Beteiligung der Leukozyten bei der Fibrinfermentbildung äußerst zweifelhaft sei; insbesondere seien die Polynukleären, wie die Verhältnisse bei Infektionskrankheiten (Pfeiffer 50) zeigten, bedeutungslos, weil sich gerade dann, wenn sie in Minderheit sind, eine Steigerung der Blutgerinnungsfähigkeit und der Fibrinmenge herausgestellt habe.

Die einfache Bestimmung der Gerinnungszeit wird hier keinen Anhaltspunkt für oder gegen eine der beiden Theorien bringen können; denn wie bei akuter Nephritis nach den früheren Ausführungen eine Erhöhung der Gerinnungsfähigkeit des Blutes besteht, wird auch bei Nephritis gravidarum, da sie z. T. mit jener die gleichen Symptome hat, eine Verkürzung der Gerinnungszeit gefunden werden müssen. Diese konnte ich denn auch bei den drei von mir untersuchten Fällen feststellen:

1. Frau Steinmetz, 28 Jahre alt. Starke Ödeme. Urin: 5‰ Alb. Blutdruck 125—130 mm Hg. *Gerinnungszeit 1 Min. 50 Sek.*

2. Frau Irlenbusch, 32 Jahre alt. Vor 5 Tagen heftige Stirnkopfschmerzen. Tags darauf im Laufe einer Stunde Ausbildung einer vollständigen Amaurose. Vor 3 Tagen nach Metreurynter Spontangeburt. Augenhintergrund: stark gefüllte Venen, kleine Hämorrhagie. Urin: ¾‰ Alb. Blutdruck 170—175 mm Hg. *Gerinnungszeit 2 Min. 10 Sek.*

3. Frau Meyer, 28 Jahre alt. Vor 3 Tagen 2‰ Albumen im Harn. Darauf Injektion von 20 ccm Serum einer normalen Schwangeren. Abfall des Alb.-Gehalts auf ¾‰. *Gerinnungszeit 2 Min. 0 Sek.*

Die D i e n s t sche Theorie für die Ätiologie der Schwangerschaftsnephritis gilt in gleicher Weise für die *Eklampsie*, bei der dieselben kausalen Momente nur in viel intensiverer und akuter einsetzender Form bestehen sollen. Nach ihm sind Schwangerschaftsniere und Eklampsie nur graduell verschiedene Krankheitsbilder gleicher Genese. Hat durch die Leberinsuffizienz eine abnorme Ansammlung von Fibrinogen stattgefunden, so verursacht dieses „infolge seiner chemotaktischen Wirkung eine weitere Vermehrung der Fibringeneratoren durch eine hochgradige Hyperleukozytose und erzeugt als Grundstoff des Fibrins durch seine Vereinigung mit dem hier in abnormer Menge entstehenden Fibrinferment die multiplen

Thromben bei der Eklampsie, welche die Konvulsionen auslösen". Auch das plötzliche Auftreten eklamptischer Anfälle unter der Geburt ist nach dieser Theorie leicht zu erklären, wenn man als Ausgangspunkt das aus der Plazenta ausgeschiedene Fibrinferment nimmt. Wird dieses „schon in den Uterusvenen durch den mechanischen Druck der hochschwangeren Gebärmutter auf die großen venösen Beckengeflechte am Abfluß gehindert, so kann es ohne jede Mitbeteiligung der Ausscheidungsorgane zur Zurückhaltung größerer Mengen von Fibrinferment und Leukozyten in den Venen und Lymphspalten der ganzen unteren Körperhälfte kommen, die dann nach Beseitigung der Stauung durch die Wehen auf einmal in großen Mengen ins arterielle kalkreiche Blut gelangen und hier in die Fibringeneratoren umgewandelt werden. Gegen eine derartige plötzliche Überschwemmung des Blutes mit noch dazu größten Mengen von Fibrinferment werden die normaler Weise vorhandenen Hemmungsstoffe im Blute nicht erfolgreich ankämpfen können, eine umfangreiche Thrombenbildung wird vielmehr die Folge sein".

Gegen diese überwiegende ätiologische Rolle der Leukozyten wird von vielen Seiten Einspruch erhoben mit dem Hinweise darauf, daß die Untersuchung der einzelnen bei der Fibrinbildung beteiligten Faktoren hinsichtlich ihrer Menge keine Schlüsse auf ihre stärkere Beteiligung bei der Genese der Eklampsie zulasse. Das Fibrinogen erwies sich nach den Bestimmungen von Küster (31), Cristea und Bienenfeld (11) und Landsberg (32) bei Eklamptischen als nicht vermehrt, während andererseits nach Lewinsky (33) und Krösing (30) eine geringe Zunahme der Fibrinogenmenge gegenüber der Gravidität bestehen soll. Über die Fibrinfermentmenge bei Eklampsie ist in der Literatur nur eine Angabe (11) enthalten, die normalen Wert ansetzt, dagegen redet Krösing der Annahme einer wesentlich stärkeren Vermehrung des Fibrinfermentes das Wort, da das klinische, speziell das pathologische Bild der Eklampsie außerordentlich stark darauf hinweise[1]. Daß das Fibrinferment an dem Zustandekommen der Eklampsie in wesentlichem Maße beteiligt ist, wenn es nicht die Hauptschuld trägt, wird doch von den meisten Forschern angenommen, seitdem Schmorl und Lubarsch die multiple Thrombenbildung als charakteristisch für die Eklampsie hingestellt haben. Experimentell ließen sich auch die anatomischen Veränderungen der Eklampsie erzeugen durch intravenöse Injektionen von Plazentarpreßsaft. Schenk (56), Freund (20), Mathes (38) u. a. berichten über derartige Beobachtungen. Daß das Fibrinferment, wie es in der Plazenta und in anderen Drüsen vor-

---

[1]) Vor der Drucklegung erscheint eine umfangreiche Abhandlung (*Experimentelle Studien über die ätiologische Bedeutung des Fibrinferments und Fibrinogens für die Schwangerschaftsniere und die Eklampsie.* Arch. f. Gyn. Bd. 96. H. 1), in der sich Dienst gegen die Ergebnisse der Untersuchungen von Cristea und Bienenfeld (11) wendet mit dem Hinweise darauf, daß deren Untersuchungstechnik nicht exakt genug sei, um die Vermehrung der Fibringeneratoren im Blute bei Eklampsie abzustreiten. Diesen Autoren und Landsberg (32) gegenüber stellt Dienst in exakten Untersuchungen fest, daß *„über eine Vermehrung von Fibrinogen im Blutplasma bei der Eklampsie . . . . und eine gleichzeitige Vermehrung von Fibrinferment“* kein *Zweifel mehr bestehen könne. Allerdings müsse man „von vornherein mit einer nur geringen Vermehrung beider Substanzen bei der Eklampsie rechnen.“*

handen ist, wirksam ist, bestätigte Freund dadurch, daß er mit Preßsäften nichtdrüsiger Organe, die kein Ferment enthalten, keine Wirkung erzielte. Die Nierenschädigungen konnte Mathes hervorrufen, indem er Plazentarsaft durch eine Niere hindurchleitete. Regelmäßig war diese Niere durch Ödeme bedeutend schwerer geworden. Man wird hier nicht einwenden können, daß die parenterale Zufuhr von artfremdem Eiweiß die Hauptrolle bei dem positiven Ausfall der Versuche spiele, da außerordentliche Maßregeln getroffen waren, um diesen eventuellen Einfluß auf beide Nieren in gleicher Weise wirken zu lassen. Nach Hofbauer (26) können aber auch keine tiefgreifenden biologischen Differenzierungen zwischen den Eiweißarten der Mutter, des Fötus und der Plazenta vorliegen, so daß also von einer Art „Eiweißanaphylaxie" bei der Eklampsie nicht gesprochen werden kann. Somit kann es keinem Zweifel unterliegen, daß bei der Auflösung abgesprengter Synzytialmassen Fermentkomplexe, welche vorher der so außerordentlich fibrinfermentreichen Plazenta anhafteten, in Freiheit gesetzt werden und ihre deletäre Wirkung entfalten können. Die Möglichkeit des Hineingelangens dieser Stoffe in das mütterliche Blut ist ja durch die Sonderstellung des Organs mit seinen direkt ins mütterliche Blut tauchenden Zellen gewährleistet. Trotzdem wird man nicht behaupten können, daß das Fibrinferment die ausschließlich wirksame Substanz sei; denn neben ihm existieren in der Plazenta noch eine Reihe anderer stark wirksamer Stoffe, von denen uns aber noch genauere Kenntnisse fehlen.

Die Gerinnungszeit-Bestimmungen des Gesamtblutes bei der Eklampsie ergaben Verzögerung

(Weiss 69), normale Gerinnungszeit (Cristea und Bienenfeld 11) und Verkürzung (Freund 20). Dieses auffallende Verhalten des Blutes ist in der Erscheinung begründet, daß in Tierversuchen Freunds bei solchen Tieren, die mit starker Thrombose zugrunde gegangen waren, das Blut trotz späteren Testgiftzusatzes lange flüssig blieb, während das Blut von ohne Thrombose verendeten Tieren auch ohne Testgift viel schneller gerann. Zur Erklärung darf man mit dem Autor annehmen, daß es sich in den mit Thrombose einhergehenden Fällen um einen Aufbrauch der gerinnungsfähigen Substanzen im Blute durch das eingeführte fibrinfermentreiche Testgift handelt. Man wird also bei Bestimmungen der Gerinnungszeit an Eklamptischen gewärtig sein müssen, keine übereinstimmenden Resultate zu erhalten, vielmehr neben den individuellen Variationen noch Schwankungen im Verlauf der Krankheit zu finden. Für den Verfasser lagen mit Rücksicht auf die relativ große Seltenheit von Eklampsiefällen keine Gründe vor, einige wenige Bestimmungen anzustellen, die doch nur in größeren Versuchsreihen einen Überblick über diese Frage geben könnten.

Die Unsicherheit, die in der Angelegenheit des Schwangerenblutes herrscht, ist nicht geringer für die Geburtsperiode und das Wochenbett. Wenn Mathes (39) in 7 von 10 Fällen und Neu und Kreis (45) in sämtlichen Fällen eine Verzögerung der Gerinnung im Wochenbett gegenüber der Gravidität finden, so liegt kein Grund vor, diese Angaben zu kontrollieren, wenn auch die chemischen Untersuchungen von Neu (45), Zangemeister (72) u. a. darauf hinauskommen, daß das Blut im Wochenbett seiner ursprünglichen

Beschaffenheit wieder sehr nahe kommt. Die Fibrinogenmenge wurde von Krösing (30) in Übereinstimmung mit den früheren Ergebnissen Nasses (43) während Geburt und Wochenbett vermehrt gefunden. Auch die Erhöhung des Blutzuckergehaltes (Benthin 4) in der Geburts-, speziell der Austreibungsperiode — hervorgerufen durch die intensive Muskelarbeit —, dürfte wohl nicht ganz ohne Einfluß auf die Blutgerinnung sein, wenn auch der Wirkungsmodus noch nicht gefunden ist. Der größeren Vollständigkeit halber sei dann auch noch bemerkt, daß unter vielen anderen Forschern Dietrich (17) auf eine überaus hohe Geburtshyperleukozytose hinweist, die im Wochenbett schnell wieder zurückgeht. Auf die Zweifel, ob man den im Kreislauf befindlichen Leukozyten eine Beteiligung an der Koagulationsfähigkeit des Blutes zuweisen kann oder nicht, ist schon verschiedentlich in dieser Arbeit hingewiesen worden, und wird deshalb auch in der Frage der Geburts- und Wochenbettsveränderungen des Blutes augenblicklich kein Beitrag von seiten der Leukozytenformel gebracht werden können.

Da die Zahl der *gynäkologischen Erkrankungen*, die auf ihre Blutgerinungszeit hin untersucht wurden, recht bescheiden war, sind vom Verfasser Bestimmungen gemacht worden, die fast durchweg Erkrankungen innerhalb der Genitalsphäre des Weibes betreffen. Die Ergebnisse sind in der umstehenden Übersichtstabelle enthalten. Wertvoll ist dabei, daß alle Bestimmungen von demselben Untersucher vorgenommen wurden, daß somit Fehlerquellen, wie sie bei verschiedenen Untersuchern vorkommen müssen, glücklich vermieden werden konnten. Die Versuchsanordnung war stets bis in die kleinsten technischen Einzelheiten hinein die gleiche. Dazu kommt noch, daß die Gerinnungszeit durchweg durch mehrere sofort nacheinander angestellte Untersuchungen, die immer soweit als möglich übereinstimmten, gewonnen wurde. Für die 1. Bestimmung wurde der Tag vor der Operation gewählt. Für die Fälle, bei denen nur eine Bestimmung gemacht wurde, gilt dafür der 1. Tag der konservativen Behandlung.

Im einzelnen ergibt sich daraus, daß von den entzündlichen Erkrankungen, die 14 Fälle betreffen (1, 6, 9, 12, 14, 15, 16, 18, 20, 21, 24, 25, 26, 28), 10, d. h. 71,4% eine sehr stark ausgesprochene Verlängerung zeigen, während die übrigen eine normale Gerinnungszeit aufweisen. Ob bei Fall 12 das Fieber analog dem Fall 19 einen gerinnungsbeschleunigenden Einfluß hat, dürfte insofern wahrscheinlich sein, als in jenem eine Hyperleukozytose mit Vermehrung der Fibrinmenge im Sinne Pfeiffers (50) vorzuliegen scheint. In gewissem Maße gehört auch Fall 17 hierhin, da er entgegen den sonstigen Befunden bei Myom eine Verkürzung der Gerinnungszeit aufwies. Die Erklärung kann durch den Operationsbefund gegeben sein, der neben dem Tumor noch eine Peritonealtuberkulose ergab. Bei Osten (48) hatte schon eine „Tuberkulingespritzte“ auffallende Gerinnungsbeschleunigung. Zu ihrer Erklärung ziehen wir die Mitteilung von Grawitz (77) heran, der bei Einverleibung von tuberkulösen käsigen Massen in die Blutbahn von Tieren eine unmittelbar folgende Eindickung des Blutes erzielte. Dieser Eindickung folgte aber sekundär eine Verdünnung durch Lymphzustrom und damit eine Vermehrung der gerinnungsfähigen Substan-

Nr.	Name	Alter	Diagnose	Gerinnungszeit	Bemerkungen
1.	Buchmüller	40	entzündlicher Adnextumor	3′ 55″	
2.	Hoevels	28	Retroflexio uteri fixata	2′ 15″	
	„		„ „ „	2′ 17″	6. Tag post operat.
3.	Deißman		ausgetragene Extrauteringravidität	2′ 24″	
	„			2′ 18″	2. Tag p. op.
4.	Wild	57	Korpuskarzinom	3′ 12″	
	„		„	3′ 19″	5. Tag p. op.
5.	Nedden	34	Ovarialzyste	2′ 34″	
	„		„	2′ 42″	2. Tag p. op.
6.	Marenbach	51	Metritis chron.	2′ 20″	
7.	Ruland	18	Sepsis puerperalis	3′ 9″	
8.	Vollmann	54	Myoma uteri	3′ 10″	
	„		„ „	3′ 16″	p. op.
9.	Meurer	35	eitriger Adnextumor	3′ 34″	Anämie.
	„		Pyovarium, Gonorrhöe	2′ 55″	p. op.
10.	Giershausen	43	Myoma uteri	3′ 17″	
	„		„ „	2′ 35″	p. op.
11.	Hoeck	57	maligner Ovarialtumor (Karzinom?)	3′ 0″	Kachexie.
	„			2′ 40″	p. op.
12.	Leyener	23	extraperit. parametrit. Exsudat (puerperal)	2′ 30″	Temp. 38°. 14900 Leukozyten. Hämoglobin 90%.
13.	v. Sack	48	Portiokarzinom	3′ 5″	inoperabl. Rezidiv.

14.	Klein	24	parametrit. Exsudat	3′ 45″	
15.	Münch		Parametritis + Puerperium	2′ 23″	
16.	Herwagen	43	parametrit. Exsudat	3′ 45″	
17.	Diedrich	45	Myoma uteri	2′ 53″	Tbc. peritonei
	"		" "	2′ 45″	8. Tag p. op.
18.	Aldenhoff	28	entzündlicher Adnextumor	3′ 49″	Eiter kulturell Streptokokken.
19.	Biniasch	42	Uterusruptur. Gravidität	2′ 15″	Temp. 39,5°. Plazenta i. Douglas.
20.	Luetscher	32	parametrit. Exsudat	3′ 10″	
21.	Doll	33	Douglasabszeß	3′ 7″	alte Peritonitis tubc.
	"		"	2′ 50″	p. op.
22.	Wagner	50	Ovarialzyste	3′ 45″	
	"		"	2′ 28″	p. op.
23.	Hölzer	42	Portioerosion	2′ 30″	Kein Karzinom.
24.	Felser	38	Retroflexio uteri gravidi + Appendizitis	3′ 35″	
25.	Jähnert	30	parametrit. Exsudat	2′ 25″	
26.	Wirts	35	Retroflexio uteri gravidi + entzündlicher Adnextumor	2′ 18″	
	"			1′ 30″	10. Tag p. op. Temp. 38,1°
27.	Stahl	31	Extrauteringravidität	3′ 23″	
	"		"	2′ 45″	3. Tag p. op.
28.	Weiler	33	parametrit. Exsudat + Puerperium	2′ 50″	
29.	Tehlen	30	Uterusruptur, extraperitonäales Hämatom (infiziert?)	2′ 10″	Temp. 39,3°. Vor 3 Wochen Partus.
30.	Bläser	34	Retentio placentae	3′ 8″	2. T. p. abort. Blutungen.

zen im Blute. Während also Stoffwechselprodukte von Tuberkel-, Cholera- und Diphtheriebazillen eine eindickende und sekundär lymphagoge Wirkung ausübten, wurde bei Injektion von abgetöteten pyogenen Kokken eine starke Verdünnung des Blutes durch Wasserübertritt beobachtet. Bei Fall 7, der im Blute kulturell Staphylokokken enthielt, Fall 9, Fall 18 (Streptokokken), Fall 21 — wahrscheinlich Mischinfektion bei einer alten Peritonitis tubc — und Fall 24 ist die Verlängerung der Gerinnungszeit aus der letzten Bemerkung zu erklären; alle diese Fälle nämlich sind mehr oder weniger sicher mit pyogenen Kokken behaftet gewesen. Diesen analog verhielten sich nach G r a - w i t z Karzinomextrakte, und mit dieser Beobachtung erhielt ich eine Erklärung dafür, daß bei den Karzinomfällen meiner Tabelle eine starke Verlängerung vorhanden war, die in Gegensatz trat zu den Befunden anderer Autoren. Fall 11, dessen Gerinnungsverzögerung relativ gering war, kam nach der Operation auf eine normale Gerinnungszeit, während diese bei Fall 4 eher eine weitere Verlängerung erfuhr. Es wäre nicht unmöglich, daß hier noch ein anderer Krankheitsherd — metastatisch oder selbständig — vorhanden ist.

Auch die Myome zeigen bis auf den eben bereits besprochenen Fall 17 eine Verlängerung der Gerinnungszeit.

Bei 11 Fällen der Tabelle (3, 7, 12, 15, 19, 24, 26, 27, 28, 29, 30) bestanden noch Beziehungen zur Gravidität und zum Puerperium. Dabei handelte es sich zweimal um ektopische Schwangerschaft (3, 27), die einmal mit normaler, einmal mit verlängerter Gerinnungszeit einherging; bei den übrigen 9 Fällen war das gynäkologische Leiden mit Gravidität usw. kombiniert. In 5 von diesen war die Gerinnungszeit normal, obwohl die ohne gleichzeitige Gravidität einhergehenden analogen Erkrankungen Verlängerung aufwiesen. Ich wage nicht, diese Erscheinung zu einer Verkürzung der Gerinnungszeit in der Gestationsperiode zu verallgemeinern.

Bei Fall 26 fand sich am 10. Tage p. op. eine außerordentlich starke Verkürzung. Die gleichzeitige geringe Temperatursteigerung von 38,1° und das Vorhandensein eines Bauchdeckenabszesses, welch letzterer sogar eine Verlängerung bewirken müßte, können nicht zur Erklärung herangezogen werden. Die Patientin hatte 2 Tage vorher Kochsalzinfusionen erhalten. Nach von den Veldens (64) Experimenten dürfte aber die Wirkung des NaCl nicht so lange anhalten, so daß also dieser Fall offen bleiben muß.

Für die übrigen Krankheiten, deren Gerinnungszeit normal oder verändert ist, können die Gründe dafür zumeist aus dem früher Gesagten hergeleitet werden, so daß sich weitere Ausführungen erübrigen. Es liegt aber nahe, noch auf die Beziehungen zwischen *Blutgerinnung und Thrombose* hinzuweisen. Die meisten Kliniker und Pathologen sind sich heute darin einig, daß zu dem Zustandekommen der Thrombose in erster Linie „Stromverlangsamung im Sinne Virchows und Schädigung der Gefäßwand im Sinne Brückes erforderlich“ sind (Zurhelle 75). Erst in zweiter Linie kommt die Infektion hinzu. Gerade die Häufigkeit der Thrombosen bei schwer anämischen Myomkranken spricht für die mechanische Entstehung der Thromben durch Stromverlangsamung, da bei myomkranken Frauen so außerordentlich häufig Herz- und Gefäßveränderungen gefunden werden. Zurhelle (74) berechnete, daß über die Hälfte aller Fälle von Thrombose bei Myomoperationen auftrete. Demgegenüber seien die Wochenbettsthrombosen 6mal seltener. Er hält die Gefäßwandveränderungen bei den Myomen für rein mechanischer Natur, andere Forscher aber schieben bei den Thrombosen überhaupt einen großen Teil dieser Schädigungen der Blutmischung zu. Wooldridges (70) Versuche ergaben, daß durch Injektion von gerinnungserregendem „Gewebsfibrinogen" neben ausgedehnten Thrombosen eine schwere Veränderung in der chemischen Zusammensetzung des Blutes herbeigeführt werde, die ihrerseits eine schwere Schädigung der Gefäßwände nach sich ziehe. Analoge Wirkungen schreibt auch Dienst (16) dem in der Schwangerschaft durch reichlich stattfindende Bildung und Untergang von Leukozyten entstehenden Fibrinogen zu, das die Fähigkeit besitzen soll, die Endothelien zu schädigen. Demgegenüber betont Küster (31), daß zwar die Fibrinogenwerte in der Schwangerschaft etwas erhöht seien, daß aber von einer Vermehrung bei Thrombose sowohl, als auch bei Eklampsie — die ja mit Thrombenbildung einhergehe —, keine Rede sein könne. Eine Beteiligung der Fibringeneratoren bei der Thrombose, direkt durch Fibrinbildung, indirekt durch Gefäßwandschädigung ist also zweifelhaft. Man kann sogar einen ursächlichen Zusammenhang zwischen Koagulation des Blutes und Thrombose zumal nach den neuesten Arbeiten Zurhelles (76) und Aschoffs (zitiert nach Klein 27 u. 78) in einer der von letzterem aufgestellten Thesen zusammenfassend negieren:

„Ein plötzliches Freiwerden von Fibrinferment und eine dadurch bedingte Fibrinabscheidung im strömenden Blut als Ursache der Thrombose muß bei den spontan entstandenen menschlichen Thromben völlig ausgeschlossen werden."

Damit sind wir nun bei der Frage nach der Verwertung der Blutgerinnung in der Geburtshilfe und Gynäkologie angelangt, deren Beantwortung nun nicht mehr schwer fallen kann. Wenn wir von einem Zusammenhang zwischen Thrombose und Blutgerinnungs*fähigkeit* — ausgedrückt durch die Blutgerinnungs*zeit* — nicht sprechen können, so fällt damit der wichtigste Teil der Frage a priori aus. Denn nur für die Kenntnis der Thrombose mit ihrer Folgeerscheinung, der Embolie, hätte die Gerinnungsfähigkeit einen Beitrag geben können. An eine andere Verwertung zu diagnostischen und prognostischen Zwecken ist aber bei der mangelhaften Entwicklung der Untersuchungsmethoden, die immer noch kein streng objektives Arbeiten gestatten, insbesondere aber bei der Unsicherheit, die in der ganzen Blutgerinnungsfrage noch herrscht, vorläufig nicht zu denken. Am deutlichsten ersichtlich ist das aus den Bestimmungen der Gerinnungsfähigkeit bei Myomen, die in einer Verlängerung der Gerinnungszeit ihren Ausdruck fand, obwohl hier die so häufigen Thrombosen eine erhöhte Gerinnungsfähigkeit hätten erwarten lassen. Mithin hat auch Zurhelle recht, wenn er sagt, daß eine medikamentöse Beeinflussung der Gerinnungsfähigkeit des Blutes im Sinne einer Herabsetzung keinen Zweck habe. Die Prophylaxe der Thromboembolien wird vielmehr auch künftighin nicht chemischer Natur — Einführung gerinnungshemmender Stoffe per os oder intravenös —, sondern mechanischer Natur — Frühaufstehen, Bewegungstherapie — sein.

Die *Ergebnisse* der vorliegenden Arbeit lassen sich kurz zusammenfassen in folgenden Sätzen, die alle auch anderwärts schon ausgesprochen worden sind, die also hier ihre wiederholte Bestätigung erfahren:

1. *Bei krankhaften Zuständen findet sich viel häufiger eine Verlängerung der Gerinnungszeit als eine Verkürzung* (Bode).

2. *Das Vorkommen einer so erhöhten Gerinnbarkeit des Blutes, daß sie dem Menschen von pathologischer Bedeutung ist, ist anzuzweifeln* (Schwab).

3. *Daher sind alle Versuche, zur Vermeidung der Thrombose im strömenden Blute die Fibringerinnungsfähigkeit herabzusetzen, zwecklos* (Zurhelle).

Zum Schlusse ist es mir eine angenehme Pflicht, Herrn Privatdozenten Dr. Erich Zurhelle in Bonn für die gütige Überlassung des Themas und seine liebenswürdige Unterstützung meinen herzlichsten Dank auszusprechen. Ebenfalls bin ich dem Referenten dieser Arbeit, Herrn Professor Dr. Reifferscheid in Bonn zu größtem Danke verpflichtet.

Lebenslauf.

Ich, Walther Drügg, wurde geboren zu Köln am 6. April 1887 als Sohn des Kaufmanns Max Drügg. Meine gymnasiale Schulbildung erhielt ich auf dem Kgl. kath. Gymnasium an St. Aposteln zu Köln, das ich Ostern 1907 mit dem Zeugnis der Reife verließ. Darauf wandte ich mich zum Studium der Medizin nach Bonn, wo ich im Sommersemester 1909 die ärztliche Vorprüfung und Ostern 1912 die ärztliche Staatsprüfung ablegte.

Zur Ableistung des praktischen Jahres war ich am St. Marienhospital in Düsseldorf tätig.

Meine akademischen Lehrer waren:

Anschütz, Bonnet, Bunge, Finkelnburg, Fritsch, Garrè, Graff, Grube, Hoffmann, Kayser, Krause, Kruse, Kuhnt, Leo, Ludwig, Machol, Nußbaum, Pflüger †, Pletzer, Reifferscheid, Ribbert, Rieder, Rumpf, Schiefferdecker, Schöndorff, Stich, Strasburger E. †, Strasburger J., Ungar, Walb, Westphal, Zurhelle.

Druck:
Otto Wigand m. b. H.
Leipzig

FSC
www.fsc.org
MIX
Papier | Fördert gute Waldnutzung
FSC® C083411

Zeitfracht Medien GmbH
Ferdinand-Jühlke-Straße 7
99095 Erfurt, Deutschland
produktsicherheit@kolibri360.de